AF310515

MALADIES

DE LA PEAU

(DIAGNOSTIC ET THÉRAPEUTIQUE.)

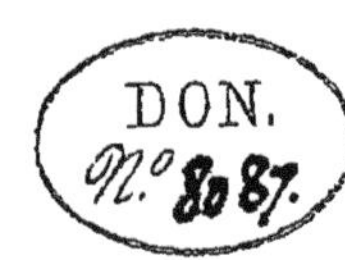

Extrait de la *Revue médicale*, cahier de mai 1843.

PARIS,

IMPRIMERIE DE MOQUET ET HAUQUELIN,

RUE DE LA HARPE, 90.

1843.

MALADIES DE LA PEAU

(DIAGNOSTIC ET THÉRAPEUTIQUE) ;

Cours de M. GIBERT, à l'hôpital Saint - Louis.

———————

J'étais, en 1818, comme provisoire, et en 1819, comme interne, attaché, en cet hôpital, au service de M. Biett. Forcé de m'en tenir à mon observation personnelle, les leçons de M. Alibert étant alors suspendues, et M. Biett ne se livrant point encore à cette époque à l'enseignement clinique, je n'eus, pour me diriger dans mes études, que les ouvrages encore incomplets de M. Alibert, et, plus tard, la traduction de l'abrégé pratique de Bateman. Excité par les difficultés du sujet, je me sentis porté dès-lors à l'étude spéciale des maladies de la peau. Cependant, les années suivantes de mon internat que je passai à l'Hôtel-Dieu dans le service de Dupuytren et dans celui de M. Récamier, furent entièrement consacrées aux généralités de la pathologie chirurgicale et médicale ; les concours de l'agrégat à la faculté me maintinrent dans cette voie, et ce ne fut qu'en 1827, qu'ayant été reçu le premier professeur agrégé, au concours de 1826, je me remis de nouveau à l'étude particulière des maladies de la peau, et j'ouvris un cours public sur ces maladies. Ce cours, je l'ai professé chaque été régulièrement depuis cette époque, c'est-à-dire depuis seize ans. Quelque temps après, M. Alibert reprit son cours interrompu, et M. Biett fit aussi, à intervalles, un certain nombre de leçons cliniques. Je mis à profit cette double source d'instruction, et bientôt je fus en état de publier moi-même un traité classique sur la matière.

En 1836, nommé médecin de l'hôpital de Lourcine, j'enrichis mon cours annuel des observations que je pus recueillir en grand sur la syphilis et les syphilides, et plus d'une fois je fus à même de montrer à mes auditeurs des cas remarquables de syphilides chez la femme, chez la nourrice et le nouveau-né.

Enfin, en 1840, appelé à prendre en cet hôpital le service d'Alibert, je transportai sur ce théâtre laissé vacant par la mort du professeur (que suivit un peu plus tard celle de M. Biett, mon premier maître) l'enseignement spécial que j'avais fondé à l'école pratique, et je pus ainsi renouer la chaîne des traditions, en continuant dans le lieu même où il avait été établi, le cours annuel sur les maladies de la peau professé par *Alibert*.

Cette année donc, pour la quatrième fois, sous ces arbres consacrés par l'éloquence de mon prédécesseur, je viens à mon tour vous inviter à puiser aux sources mêmes les connaissances dermatologiques.

Où pourriez-vous trouver, en effet, une réunion de circonstances plus favorables à l'étude de cette branche de la pathologie?

Les nombreux malades qui se pressent à la consultation

du dehors, ceux qui sont en traitement dans nos salles, et parmi lesquels je puis choisir les exemples que je dois vous présenter à la fin de chaque leçon ;

La facilité de recueillir ici en un court espace de temps le fruit d'une expérience prolongée pendant dix-sept ans et qui s'est exercée sur des milliers de malades ;

Le soin que je prends, soit dans la partie théorique, soit dans la partie clinique de ces leçons, d'appeler votre attention sur les circonstances capitales de chaque fait particulier envisagé surtout dans son côté pratique ;

Voilà trois éléments féconds d'une instruction solide et que vous trouveriez difficilement ailleurs.

Aussi, je dois le dire, autant à votre louange qu'à la mienne, chaque année l'appel que je fais à votre zèle est entendu et accueilli avec bienveillance ; plusieurs d'entre vous-même continuent dans le cours de l'année scolaire leurs visites à l'hôpital Saint-Louis : vous me tenez compte de mes efforts, et moi je vous sais gré de votre indulgence et de votre assiduité.

On ne saurait nier que, dans le traitement des maladies de la peau, le médecin n'aquière, par le fait d'une instruction spéciale, une évidente supériorité sur l'homme inexpérimenté, exposé à chaque instant dans la pratique à voir mettre au grand jour son incapacité !

Si je voulais ici parcourir par avance le cadre heureusement assez restreint de la pathologie cutanée spéciale, les exemples se présenteraient en foule pour appuyer cette assertion, d'ailleurs par trop évidente. Ainsi, la gale, la teigne, les éruptions papuleuses, pustuleuses, tuberculeuses,

squameuses; les syphilides, les affections entretenues par
le vice scrofuleux ou par un état cachectique spécial, offrent tous les jours au médecin des problèmes importants
et souvent difficiles à résoudre. Aussi, que d'erreurs graves
sont commises dans la pratique journalière par les médecins, souvent distingués d'ailleurs, mais qui n'ont point
une connaissance particulière du sujet! Erreurs de diagnostic, de pronostic, de traitement, qui entraînent trop
souvent de tristes conséquences, soit pour le malade, soit
pour le médecin. C'est ainsi que le célèbre Delpech, de
Montpellier, rapportait dans un mémoire qu'il adressait à
l'Académie de médecine, sur l'emploi des onctions hui-
leuses contre la gale, avoir guéri en huit à dix jours des
sujets atteints de cette maladie, et qu'un praticien routinier tenait depuis plusieurs mois, sans aucun profit, à l'u-
sage des dépuratifs, des altérants, des purgatifs. C'est ainsi
qu'il m'est arrivé à moi-même de guérir en quelques jours,
et par le topique le plus simple, une affection folliculeuse
du nez, que le sujet qui en était atteint tolérait depuis un
grand nombre d'années, sur la foi d'un médecin qui lui
lui avait gravement déclaré qu'il était affecté d'un *noli
me tangere*. D'un autre côté, il arrive que l'on regarde
comme légères et de peu d'importance des altérations de
la peau que l'on néglige de traiter et qui, abandonnées à
elles-mêmes, peuvent avoir les plus graves conséquences.
Il y a peu de temps, par exemple, on me présentait une
jeune personne affectée d'un *esthiomène* à la joue, qui me-
naçait de s'étendre et de défigurer d'une manière irrémé-
diable les traits du visage; on avait laissé le mal marcher
et s'étendre, d'après l'avis de très-habiles médecins qui
avaient dit que *ce n'était rien!* Quoi de plus difficile, dans

certains cas heureusement exceptionnels , que de distinguer le *prurigo* ou l'*eczema simplex* de la gale , certaines formes syphilitiques de certaines formes scrofuleuses.....
Et quelles suites fâcheuses ne peut pas avoir en pareil cas une erreur de diagnostic !

Aussi , à l'imitation de nos prédécesseurs, *Biett* et *Alibert*, nous insisterons d'une manière toute particulière sur le diagnostic , et c'est pour arriver à établir ce diagnostic d'une manière facile et sûre, qu'une classification et une synonymie spéciales sont si nécessaires en pathologie cutanée.

En effet, si l'on peut à la rigueur admettre, avec certains praticiens routiniers , que pour plusieurs affections dartreuses, le traitement est à peu près le même quel que soit leur nom et à quelque classe qu'on les rapporte, on ne saurait en tirer la conséquence que, même dans ces cas particuliers, la classification et la synonymie sont inutiles.....
puisque, comme je l'ai démontré amplement ailleurs (1) :

« .... Le médecin, vraiment digne de ce nom, ne doit pas
« se borner, comme un simple empirique, à chercher une
« recette qui puisse être applicable au mal ; mais il faut
« qu'il embrasse dans son jugement tous les éléments de
« cette *prognose hippocratique* qui comprend tous les
« points de l'histoire de la maladie.... et pour cela, il faut
« d'abord qu'il puisse nommer et classer l'espèce morbide
« qu'il a sous les yeux, sans quoi il s'expose à tomber dans
« un vague et une incertitude dont il lui sera presque im-
« possible de sortir. »

---

(1) *Considérations générales sur les maladies de la peau* (lecture faite en 1842 à l'Académie royale de médecine).

Et cependant, il faudra bien qu'il mette une certaine précision dans ses réponses quand le malade, ou les parents du malade lui feront des questions relatives à la nature du mal, à sa marche, à sa durée, à la possibilité de le transmettre d'un individu à un autre, à l'hérédité, aux influences hygiéniques favorables ou défavorables, aux chances de récidives, etc., etc. Comment répondre à toutes ces questions et à bien d'autres qui ne sont pas d'une moindre importance, si l'on n'a pas soi-même d'idée bien arrêtée et bien précise sur l'individualité morbide que l'on a à examiner?

C'est pour avoir trop négligé ces applications pratiques dans l'enseignement (qu'ils ont d'ailleurs exercé, sous d'autres rapports, d'une manière si brillante et si fructueuse), que mes prédécesseurs Biett et Alibert n'ont pas, je le crois, réussi, autant qu'ils le désiraient, à populariser parmi les médecins le fait de l'indispensable nécessité d'une éducation spéciale pour la connaissance approfondie des *maladies de la peau*. Ils se préoccupaient trop de faire prévaloir telle ou telle classification, ou tel ou tel remède empirique, aux dépens de ces connaissances générales qui font la science la plus solide et la plus communément applicable du médecin observateur.

Pour nous, au contraire, comme pour l'école *hippocratique* ou vitaliste à laquelle nous nous faisons gloire d'appartenir, ces connaissances doivent tenir le premier rang. Ce sont elles qui distinguent le médecin praticien du rhéteur prétendu philosophe, d'une part, et de l'autre, de l'empirique ignorant et routinier.

Sans doute, le point de départ de l'une des découvertes les plus utiles à l'humanité souffrante, celle du *mercure* ou du *quinquina*, par exemple, c'est le grossier empirisme d'un charlatan, ou l'expérience brute d'un sauvage ; mais ce qui rend cette découverte vraiment précieuse et d'une application usuelle et fructueuse, c'est la méthode, c'est la science du médecin instruit et éclairé.

Et dans bon nombre de cas où l'art est impuissant, où l'empirisme échoue comme la science, que de conseils utiles encore, que de lumières précieuses peut apporter le médecin qu'une instruction et une expérience suffisantes ont mis à même de prononcer en connaissance de cause sur la nature, la marche et les conséquences de la maladie pour laquelle il est consulté !

Je ne saurais donc trop vous le répéter, attachez-vous d'abord à reconnaître, à classer et à nommer les espèces morbides... non dans le but d'acquérir une vaine science qui vous mette au-dessus du vulgaire, mais dans le but plus louable et bien autrement utile, d'acquérir des connaissances approfondies, et d'une application directe et journalière.

Une fois la maladie bien connue, occupons-nous de la traiter et de la guérir (si elle est guérissable), et alors mettons à profit, non-seulement les ressources de la science, de la méthode et du raisonnement, mais encore toutes celles que pourra nous fournir le hasard, l'empirisme, l'expérience populaire la plus grossière, là où la science et le raisonnement nous feront défaut. Mais comme cette dernière classe de ressources sera toujours guidée et réglée chez nous par les lumières de la science véritable, alors même qu'il nous faudra recourir à l'empirisme, nous aurons encore une pratique éclairée, raisonnée, consciencieuse ; et tout en rendant à l'humanité tous les services qu'il nous est possible de lui rendre, nous pourrons nous accorder à nous-même le témoignage d'avoir rempli notre devoir dans toute son étendue... Le reste ne dépend pas de nous! Sachons donc, dans la pratique, nous garder de deux écueils également redoutables pour le médecin chez qui le désir d'être utile à l'humanité souffrante est uni au sentiment de sa dignité personnelle (1).

Évitons, d'une part, la tendance systématique de ces esprits orgueilleux qui prétendent tout expliquer, tout rationaliser, et n'admettent de méthode thérapeutique que celle qui découle de leurs études anatomiques, physiques, chimiques, microscopiques, etc. C'est l'écueil que n'avaient pas su éviter les médecins contemporains de l'apparition de la syphilis au quinzième siècle, et qui, préférant les

---

(1) Si j'insiste ici sur *la dignité* du médecin, c'est qu'aujourd'hui on n'est que trop disposé à faire peu de cas de cette dignité professionnelle à laquelle nos ancêtres attachaient tant de prix.

J'avoue que je n'ai pu m'empêcher de ressentir un étonnement mêlé de quelque indignation, lorsque j'ai entendu en pleine Académie (à l'occasion de la discussion sur la patente des médecins) des arguments sophistiques destinés à ravaler la médecine au niveau des professions mercantiles ou industrielles les plus humbles, sous prétexte d'égalité. Eh ! quoi? Dans ce moyen âge, que l'on est convenu d'appeler un siècle de ténèbres, les sociétés savantes et libérales jouissaient d'une estime profonde, marchaient aux premiers rangs de la société, étaient exemptes de la plupart des charges sociales....; et aujourd'hui, dans un siècle qui se dit un siècle de lumières et de progrès, on les regardera comme à peine dignes de marcher de pair avec ces professions dont toute la philosophie se résume en ce dogme si facile : « *Acheter bon marché et vendre cher?* » Et c'est un académicien qui aura la gloire de proclamer de pareils principes ! Hélas! si nous élevons la voix en faveur de la dignité professionnelle, ce n'est pas seulement pour l'avantage du médecin : c'est bien plus encore pour celui du malade. Si cette profession savante et bienfaisante n'était plus qu'une industrie, malheur à celui qui livrerait ce qu'il a de plus cher à des *médecins industriels !!*

méthodes prétendues rationnelles à la méthode empirique;
saignaient, dépuraient, purgeaient les malheureux véro-
lés, eu lieu d'employer le mercure ; c'est l'erreur qui, il
y a vingt ans, rattachait toute la nosologie à l'inflammation, et toute la thérapeutique aux antiphlogistiques ; enfin, c'est l'erreur de l'école anatomique ou organique, qui
néglige les grandes lois de la nature vivante pour se perdre
dans les détails infiniment petits de la nature morte...

Mais, d'autre part, évitons plus encore la routine et
l'empirisme ignorant, qui se fient aveuglément aux *spécifiques !* Pardonnez-moi si, à cette occasion, je me permets
une citation peut-être un peu légère, mais qui n'est point
cependant étrangère à notre sujet.

Je veux rappeler la confiance exagérée du public et de
quelques médecins dans la vertu toute-puissante de certaines eaux minérales vantées comme *panacée,* non-seulement contre les maladies de la peau, mais encore contre
presque tous les états morbides chroniques.

A ce sujet, un journal rapportait l'anecdote suivante sur
le médecin d'un établissement peu distant de la capitale :
L'acteur P** était triste, malade, fort amaigri... ; on lui
conseilla les eaux de***. P** alla trouver le docteur, et lui
demanda si, en effet, ces eaux pourraient lui donner de
l'embonpoint. Assurément, lui répondit le médecin ; baignez-vous, et vous engraisserez. P** se baigne, et n'en-
graisse pas. Il se plaint du peu de succès du traitement. Il
faut, lui répondit-on, du temps et de la persévérance. Il
continue ; mais à quelque temps de là, au moment où il
prenait son bain, il entend dans le cabinet voisin la voix
bien connue du docteur qui encourageait un autre malade.
Celui-ci, tout au contraire, chargé d'embonpoint, se

plaignait de ne pas maigrir. Mais, lui disait le médecin, il faut du temps, de la persévérance; baignez-vous, baignez-vous, et *vous maigrirez !* — Un homme du monde a tracé de la manière la plus piquante, dans un article que nous avons déjà eu occasion de citer, le portrait du médecin d'un autre établissement thermal (Voir la *Revue médicale*, t. IV, 1835, art. *Variétés*).

Si ce portrait satirique peut encore s'appliquer à quelques médecins (1), il est vrai de dire que, dans la plupart des établissements de nos jours, on a reconnu la nécessité de modifier l'administration des eaux suivant les circonstances individuelles, tout en conservant de sages traditions, qui prescrivent des règles générales de conduite applicables au plus grand nombre des cas; il ne saurait, d'ailleurs, s'élever de doutes sur la puissance et l'efficacité de cette médication. C'est avec raison que, dans le siècle dernier, *Bordeu* affirmait qu'un traitement par les eaux minérales employées à leur source, était, de tous les secours de la médecine, le mieux en état d'imprimer à l'économie les influences physiques et morales favorables à la résolution d'un grand nombre de maladies chroniques.

Les *maladies de la peau*, en particulier, trouvent un puissant remède dans les eaux minérales sulfureuses, remède connu dès la plus haute antiquité, et pratiqué communément, comme on le sait, chez les Hébreux, dans les affections lépreuses.

---

(1) M. Réveillé-Parise, lui-même, rappelle la phrase suivante, d'une lettre de madame de Sévigné, subissant, disait-elle, aux eaux de .... : *une bonne répétition du purgatoire.* « Tout est réglé ici : tout dîne à « midi, tout soupe à sept heures, tout dort à dix, tout boit à six. »

Qui ne sait que beaucoup de sources minérales sont devenues, comme le fait remarquer *Pline*, l'occasion de la fondation de bourgs et de villes qui en ont pris leur nom : témoins en Italie beaucoup de lieux dont le nom est dérivé du mot *aqua* ou *aqui;* en Allemagne, beaucoup de cités, telles que Bade, Wiesbad, Carlsbad, Marienbad, etc., dont le nom dérive du mot *bain;* comme, les Pyrénées, dans nos diverses villes ou bourgs de Bagnères, le village de Bagnols dans la Lozère, celui de Bagnoles dans l'Orne, etc. ; la même chose s'observe en Angleterre. Les Romains avaient consacré à Hercule la plupart des sources thermales, sans doute parce que les hommes y recouvraient la force et la santé. Nulle part, disait *Pline*, on ne voit d'aussi grands miracles qu'aux sources thermales : *In nullâ enim parte naturæ majora sunt miracula quàm in thermis.*

C'est en partie à cause de ce culte superstitieux des anciens, mais plus encore à cause de la licence des mœurs du paganisme, que le christianisme amena avec lui la décadence des eaux thermales. Elles ont eu depuis cette époque de nombreuses vicissitudes de vogue et d'abandon. De nos jours, la mode les a de nouveau popularisées.

On compte en France (dit M. *Isid. Bourdon*) près de mille lieux d'où jaillissent des eaux minérales. D'après le même auteur, le gouvernement n'a nommé de médecin-inspecteur que dans soixante-dix-sept établissements, et encore les plus célèbres et les plus fréquentés ne s'élèvent-ils qu'au nombre de vingt-trois sources, savoir : dix *sulfureuses*, quatre *gazeuses* et neuf *salines*; à quoi il faut ajouter les *bains de mer*, qui jouissent aujourd'hui, et avec juste raison, d'une grande popularité.

Outre les eaux thermales des Pyrénées, parmi lesquelles

celles de Bagnères de Luchon, vantées par le célèbre *Lorry*, et celles de Saint-Sauveur que j'ai bien des fois conseillées avec succès, méritent une mention particulière dans le traitement des maladies de la peau, je signalerai à votre attention quelques sources plus récemment découvertes, et qui ont bien aussi leur importance et leur utilité.

Tout près de Paris, dans le site le plus salubre et le plus pittoresque, existe un établissement-modèle actuellement dirigé par le docteur Boulland; cet établissement possède des sources sulfureuses très en vogue et dignes en effet de la réputation dont elles jouissent. Je veux parler des eaux d'Enghien, sur lesquelles un spirituel académicien (le docteur Réveillé-Parise) a publié l'année dernière une excellente monographie. Ce n'était encore, en 1796, qu'un *ruisseau puant* que l'on avait même proposé de tarir pour l'assainissement du pays, lorsqu'un bon curé, le père Cotte, appela sur l'eau sulfureuse d'Enghien l'attention du célèbre abbé Nollet, et, par suite, celle de l'Académie des sciences.

Cette découverte, d'ailleurs, resta à peu près stérile, et j'ai assisté moi-même, il y a une vingtaine d'années, aux premiers fondements de l'établissement actuel qui doit son origine à un administrateur de l'hôpital Saint-Louis, éclairé et soutenu par deux célèbres médecins de cet hôpital, les docteurs Biett et Alibert. Après des vicissitudes nombreuses, cet établissement, embelli, agrandi, et de plus en plus florissant, est arrivé aujourd'hui à la plus brillante prospérité. Les affections rhumatismales, les maladies nerveuses, les affections catarrhales, les maladies des femmes, et, par-dessus tout, les *maladies de la peau*, y sont traitées avec beaucoup de succès.

L'eau d'*Enghien*, quoique riche en principes actifs, n'étant point thermale, convient à beaucoup de cas dans lesquels l'élévation de température qui distingue les eaux sulfureuses des Pyrénées serait nuisible. Nous l'administrons très-fréquemment à l'intérieur tant à l'hôpital qu'en ville ; à Enghien même, on peut l'employer en bains, soit tièdes, soit chauds, grâce à des appareils de chauffage admirablement disposés pour éviter la décomposition de l'eau minérale.

L'eau de *Challes*, tout nouvellement acquise à la thérapeutique, se rapproche beaucoup de l'eau d'Enghien, tant sous le rapport de la température que sous celui du principe sulfureux qui y domine ; elle contient, en outre, suivant le rapport fait l'année dernière à l'Académie de médecine par M. O. Henry, un principe ioduré qui doit singulièrement ajouter à ses vertus thérapeutiques.

Cette source, découverte au mois d'avril 1841, par M. le docteur Domenget, médecin du roi de Sardaigne, dans sa propriété de Challes, à une lieue de Chambéry, jouissait déjà d'une grande célébrité dans le pays, lorsque M. Domenget vint, l'année dernière, assister à nos leçons et nous proposer l'emploi dans les maladies de la peau, de cette eau nouvelle qui avait montré une grande efficacité contre les dartres, les scrofules, les catarrhes et les affections rhumatismales.

Depuis près d'un an que nous employons cette eau, soit en lotions et en applications sur la peau malade, soit en boisson, à la dose d'un verre ou deux par jour, elle nous a paru jouir de propriétés actives bien évidentes.

Ainsi, dans l'eczéma chronique, par exemple (dartre *squameuse humide* d'Alibert) qui constitue, comme on sait, l'une des formes les plus communes des maladies dartreuses, les lotions d'eau de Challes calment ces démangeaisons qui font le tourment des dartreux, et activent singulièrement la résolution de l'éruption.

Il est une autre eau minérale dont j'ai vu de bons effets et qui est fort peu connue à Paris, mais qui s'emploie plus particulièrement contre les affections scrofuleuses et les maladies des femmes : je veux parler des eaux de *Lavey*, en Suisse.

J'ai traité, il y a deux ans, une dame qu'un degré assez avancé de prolapsus utérin, joint à un engorgement assez considérable et à un large ulcère du museau de tanche (provoqué et entretenu sans doute par les moyens de contention grossiers qui avaient été appliqués dans le vagin) avaient réduite à l'impossibilité de marcher, et qui a guéri complétement par l'usage des eaux de Lavey. Il est vrai qu'à Paris, déjà, un traitement préparatoire par les injections astringentes à l'*alcoolé tannique* sur lesquelles j'ai eu plus d'une fois l'occasion d'appeler l'attention des médecins, avait modifié avantageusement l'état de l'utérus et rendu la faculté de marcher et de voyager sans inconvénient.

Lavey possède une source saline thermale que l'on emploie soit pure, soit mélangée avec les eaux mères des salines de Bex, ou bien encore avec l'eau très-fraîche du Rhône. En sorte que, tandis que d'une part, on peut dans cet établissement combattre les affections rhumatismales, par exemple, par les bains chauds, les douches, etc.; on peut aussi produire des effets stimulants, sédatifs, astringents à l'aide des eaux salines froides, soit dans les scrofules, soit dans les névroses, soit dans les affections utérines. Bien des fois déjà nous avons eu occasion de préconiser les bons effets des bains de siége froids et des douches froides, par exemple, dans les engorgements et dans les catarrhes utérins qui s'accompagnent d'accidents nerveux si variés et si propres à induire en erreur !

Mais pour en revenir au traitement spécial des *maladies de la peau*, qui fait ici l'objet principal de nos études, nous répéterons que les eaux sulfureuses et salines, soit froides, soit thermales, méritent incontestablement la renommée dont elles jouissent depuis si longtemps, et constituent, en effet, le remède par excellence des affections dartreuses.

Toutefois, comme on est assez généralement disposé à le reconnaître aujourd'hui, grâces surtout aux lumières propagées par l'enseignement public de l'hôpital Saint-Louis, ces eaux ne conviennent ni à tous les sujets, ni à toutes les maladies cutanées, ni à toutes les périodes de ces maladies ; et par-dessus tout, elles ne mettent pas plus que les autres méthodes de traitement à l'abri des *récidives*.

Ces récidives forment, en effet, l'écueil le plus redoutable de notre spécialité. Combien de malades prétendus guéris qui n'ont pas tardé à voir reparaître avec une nouvelle intensité l'affection cutanée à laquelle ils étaient sujets ; combien de remèdes préconisés avec chaleur et qui n'ont eu que des succès éphémères !

Pour ne parler que de ce que nous avons pu constater nous-même un grand nombre de fois, nous dirons que jamais ou presque jamais nous n'avons vu guérir d'une manière définitive et sans retour certaines affections squameuses et notamment le *psoriasis* (dartre furfuracée arrondie d'Alibert), qui comprend pourtant le quinzième environ des malades que nous avons à traiter annuellement dans nos salles : tantôt la maladie résiste à tous les remèdes ; plus souvent elle semble céder à diverses méthodes sans disparaître cependant d'une manière complète ; enfin, dans quelques cas plus heureux et qui ont été plus justement cités comme des exemples de guérison, la maladie se dissipe après plusieurs mois de traitement, elle reste suspendue pendant une ou plusieurs années, puis elle récidive sans qu'on puisse toujours se rendre compte des circonstances qui ont pu favoriser le retour de l'éruption. Tout récemment encore nous avions à traiter dans nos salles un malade atteint de *psoriasis diffusa* : traité jadis par M. Biett, ce malade était resté guéri pendant six à sept ans ; puis la maladie avait récidivé sans cause connue. Nous avons été consulté plusieurs fois par des individus qu'une ou plusieurs saisons passées, soit aux bains de mer, soit aux eaux thermales des Pyrénées, soit ailleurs (et notamment aux eaux d'*Urriage*, en Dauphiné), ou bien qu'un traitement méthodique par les antiphlogistiques ou par les purgatifs, d'autres fois par les préparations arsenicales, par divers remèdes empiriques…, avaient paru guérir, et chez lesquels pourtant l'éruption s'était constamment reproduite…. quelquefois pendant la saison même où l'on avait cru devoir, par prudence, recourir encore au remède qui avait si bien réussi la première fois !

Il en a été de même de quelques-unes des cures faites sous nos yeux, à l'hôpital Saint-Louis, par la méthode hydrothérapique, que nous y avons introduite de concert avec le docteur *Wertheim*.

Le *prurigo* , qui est si commun dans les classes populaires, et que nous voyons reparaître régulièrement tous les ans chez plusieurs sujets ;

Le *lichen* , et surtout le *lichen agrius*, qui, à un certain degré, et lorsqu'il est constitutionnel, récidive avec une extrême facilité ;

Le *lupus*, ou esthiomène, entretenu par le vice scrofuleux , ou par une cachexie spéciale ;

L'*eczéma* chronique, et, en particulier, l'eczéma partiel des oreilles , du cuir chevelu, de la vulve ;

L'*impétigo* (dartre crustacée d'Alibert)... voilà encore des maladies dartreuses fort communes, et qui, chez un assez grand nombre de sujets, récidivent opiniâtrement, même après des traitements méthodiques et prolongés.

C'est donc un des points les plus difficiles et des plus importants à la fois de la cure des affections cutanées que les précautions à prendre pour se mettre en garde contre le danger, quelquefois malheureusement inévitable , des *récidives*.

L'assertion qui sert d'épigraphe à l'excellent petit livre du docteur *Isid. Bourdon* sur les eaux minérales, me paraît exagérée, savoir : « que toute maladie chronique qui a résisté à l'usage des eaux minérales , doit être regardée comme incurable » ; et surtout je regarde comme démontré que la cure par les *eaux minérales* des maladies de la peau , ne met pas plus que celle par toute autre méthode *spécifique* à l'abri des récidives, si redoutables dans ce genre de maladies.

Cette difficulté de guérir, et surtout de guérir sans retour la plupart des maladies cutanées , tient en grande partie à l'ignorance où l'on est encore , et sur la cause prochaine du plus grand nombre de ces maladies , et sur le remède propre à détruire où à éloigner cette cause.

Ainsi, tandis qu'on peut guérir en moins d'un mois la gale la plus répandue et la plus invétérée , en faisant périr l'*acarus* qui provoque et entretient l'éruption , on voit, au contraire, résister pendant des mois et des années , ou récidiver opiniâtrement , le *prurigo* , l'*eczéma* , le *psoriasis* , dont on ignore la cause et la nature.

Bien plus, des éruptions qui offrent entre elles la plus grande analogie de forme et d'aspect, ont une terminaison toute différente, suivant qu'on peut ou non en connaître et en combattre la cause. Ainsi les éruptions tuberculeuses et rongeantes produites par le vice syphilitique cèdent aux préparations mercurielles , tandis que celles de forme plus ou moins analogue qu'entretiennent le vice scrofuleux ou une cachexie spéciale, résistent dans plus d'un cas à toute espèce de traitement.

Comment cette observation vulgaire n'a-t-elle pas suffi pour détourner des voies de l'*anatomisme* ou de la prétendue médecine *positive* de l'école moderne, les médecins qui peuvent tous les jours vérifier si facilement de leurs propres yeux combien , sous le rapport des terminaisons et du traitement , il peut se trouver de différence entre des affections que le diagnostic *anatomique* semble assimiler les unes aux autres?

J'ai été frappé, dans les premières années de ma pratique, d'un exemple fatal qui me paraît bien propre à mettre en lumière ce point de doctrine trop souvent méconnu par les médecins les plus haut placés dans l'enseignement public.

Appelé, il y a environ seize ans, près d'un jeune homme

qui avait avalé par mégarde un fragment d'os de dindon, je vis se développer rapidement tous les symptômes d'une pharyngite profonde et violente. De concert avec un autre médecin qui donnait aussi ses soins au malade, j'employai les émissions sanguines et le régime antiphlogistique le plus sévère ; cependant les accidents inflammatoires persistèrent et s'aggravèrent ; bientôt des symptômes analogues à ceux des fièvres malignes leur succédèrent, et le malade succomba le treizième jour. A l'autopsie, nous retrouvâmes au milieu d'un foyer profond situé derrière le pharynx et le larynx, le fragment d'os, source de tous les accidents. Évidemment l'inflammation locale avait été vainement combattue, parce qu'on n'avait pu enlever la cause qui l'avait provoquée et entretenue... ; bien plus, le traitement avait peut-être contribué au développement des accidents généraux qui étaient devenus funestes ! Je suis convaincu qu'il en est de même dans plus d'un cas où l'on s'opiniâtre à combattre une phlegmasie locale par les antiphlogistiques, sans tenir compte des indications générales qui peuvent prédominer (1).

Mais revenons à notre sujet spécial.

A défaut d'une connaissance un peu exacte de la cause prochaine du plus grand nombre des affections dartreuses, les hypothèses se sont succédé dans la science, et trop souvent on a voulu asseoir sur ces hypothèses les bases d'une thérapeutique prétendue rationnelle.

Ainsi, l'*humorisme* galéniste, et, par suite, l'emploi des purgatifs et des dépuratifs ; les théories chimiques du dix-

---

(1) Je me souviens, à cette occasion, d'un mot précieux de *Broussais*. C'était en 1828 : la doctrine *physiologique* était encore dominante, quoi-

septième siècle, et, par suite, l'emploi des acides ou des alcalis; l'hypothèse du *vice dartreux,* et, par suite, à la fin du siècle dernier et au commencement de celui-ci, la vogue des exutoires, des remèdes dits *altérants* ou *dépu-ratifs,* voire même des prétendus *spécifiques;* à une époque plus rapprochée de nous, la théorie vague et insuffisante de l'*inflammation*, et par suite l'emploi des antiphlogisti-ques de toute sorte, et notamment les applications de sangsues au voisinage des parties malades...; enfin, de nos jours, l'hypothèse des animaux parasites (par analogie avec ce qui s'observe dans la gale), et, par suite, l'emploi du camphre, de la chaux et de divers autres topiques. Heureusement, l'empirisme vient au secours de notre ignorance dogmatique, et plus d'un remède s'est trouvé efficace, quelle que fût l'explication qu'on eût cherché à donner pour rattacher cette efficacité à une théorie en faveur.

C'est ainsi que le soufre, et en particulier les eaux minérales sulfureuses, sont restées, depuis l'antiquité jusqu'à nous, en possession de guérir un certain nombre d'affections dartreuses, quelle que fût d'ailleurs la théorie régnante.

---

que déjà bien ébranlée par de sages résistances. Plusieurs médecins célèbres se trouvaient réunis en consultation près d'une jeune femme arrivée au dernier terme d'une fièvre catarrhale grave (*typhoïde*, si l'on veut). Tout le monde était d'accord pour se borner à soutenir les forces de la nature défaillante. *Broussais* seul, comme s'il n'avait rien entendu de ce qui avait été dit jusque là, conseilla l'application de vingt sangsues. Mais, lui répliquai-je avec humilité, remarquez qu'il y a une assez vaste eschare gangréneuse au sacrum. — « *Vous avez raison,* me répondit-il, comme si je lui eusse fourni un nouvel argument à l'appui de son opinion, *cela annonce une inflammation enragée à l'intérieur!* »

Pour notre part, et indépendamment des voies rationnelles qui servent toujours à régler et à diriger les applications des remèdes quand elles ne suffisent pas à indiquer ces remèdes mêmes, nous faisons le plus grand cas de la recherche des *spécifiques*. Le quinquina, contre les affections périodiques, le mercure, contre la syphilis, sont deux exemples bien propres à encourager ceux qui s'efforcent de trouver des remèdes hors des voies dogmatiques de la science.

Aussi, les préparations sulfureuses, iodurées, chlorurées, mercurielles, arsénicales, alcalines, etc., ont-elles été bien des fois mises en usage par nous, tant en ville qu'à l'hôpital, et souvent avec succès, quoique nous n'ayons pas toujours eu pour nous guider, des indications rationnelles et précises.

Mais, je le répète, il y a une méthode rationnelle à suivre, même pour l'emploi des spécifiques. Ainsi, grâces aux lumières répandues par l'enseignement des médecins de l'hôpital Saint-Louis, on sait très-bien aujourd'hui que les sulfureux, par exemple, ne conviennent point dans les périodes d'acuité ou de récrudescence des maladies de la peau. Chose remarquable pourtant ! et qui est bien connue des médecins qui dirigent les établissements thermaux, les sulfureux, et notamment les eaux minérales sulfureuses, ne guérissent le plus ordinairement qu'après avoir ravivé temporairement l'affection cutanée et déterminé des phénomènes d'excitation qui ne tardent pas à disparaître, bien qu'on ait continué l'usage du remède qui les avait provoqués. Cette observation si générale et si vulgaire est bien propre à nous défendre contre l'excès de précautions et de timidité auquel sont enclins les prati-

ciens qui se préoccupent trop de l'apparence en quelque
sorte inflammatoire d'un grand nombre d'affections dartreuses. Il faut bien savoir que, dans beaucoup de cas, les
émolliens ne font que favoriser encore cet état qui s'a-
méliore, au contraire, sous l'influence des astringents ou
des stimulants spécifiques. Nous aurons plus d'une fois
l'occasion, dans le cours de ces leçons, de revenir sur ce
point assez difficile et assez délicat du traitement des maladies de la peau.

Qu'il nous suffise pour le moment de faire observer que
la cure des maladies de la peau par les eaux thermales,
s'accompagne ordinairement d'un phénomène qui, porté
à son degré le plus élevé, est ce qu'on désigne dans les
établissements thermaux sous le nom vulgaire de *poussée*.
Alors il constitue une éruption accessoire et passagère
plus ou moins générale, qui revêt communément la
forme papuleuse, et qui est provoquée par la réaction vive
opérée à l'extérieur par suite de l'action stimulante des
eaux.

Ce phénomène est beaucoup moins prononcé et beaucoup moins ordinaire dans la cure par les eaux minérales
factices que nous employons, par exemple, dans nos traitements de l'hôpital Saint-Louis ; ajoutons qu'il n'est point
indispensable à la guérison. Bien plus, il est quelques cas
exceptionnels où l'on peut à bon droit le considérer
comme un accident.

Nous en avons une preuve dans ces éruptions papuleuses secondaires qui s'observent quelquefois dans le
traitement de la gale, et qui sont la suite de l'irritation
trop vive opérée sur la peau par les sulfureux. Si alors on

ne se hâte pas de cesser l'usage des bains et des topiques sulfureux , on voit cette éruption s'aggraver et s'étendre, tandis qu'elle se dissipe rapidement lorsqu'on se borne à l'usage des bains simples et des lotions émollientes.

De même, dans le traitement des affections dartreuses, il est des circonstances où l'aggravation de l'éruption qui suit l'usage des eaux thermales sulfureuses devient nuisible. Généralement dans nos traitements par les eaux factices, il y a avantage à suspendre l'usage du remède actif dès que les phénomènes d'excitation qu'il produit deviennent un peu saillants.

Mais, comme nous l'avons dit, il n'en est plus de même pour la cure par les eaux minérales employées à la source dans les établissements thermaux.

Par opposition à cette cure des maladies de la peau par les spécifiques stimulants, tels que les eaux thermales sulfureuses, nous pourrions mentionner ici la cure par les astringents et notamment par l'application du froid ; et les considérations qui s'y rattachent nous conduiraient naturellement à débattre la grande question de la *répercussion* des dartres.

Autant on exagérait les dangers de cette répercussion dans les siècles qui ont précédé le nôtre, autant on s'est montré disposé à les amoindrir et presque à les annihiler dans l'école dermatologique moderne.

Il est vrai que beaucoup de cas cités comme exemples de *répercussion* nous paraissent avoir été mal interprétés. Du moins pouvons-nous affirmer que sur plus de 1500 malades dont nous avons exactement noté l'entrée et la sortie dans nos salles de l'hôpital Saint-Louis, nous n'avons pas eu à signaler un seul fait bien authentique et bien incontestable de *répercussion*.

Nous sommes très-portés à croire que beaucoup d'observateurs s'en sont laissé imposer par les apparences, et qu'ils ont pris pour des exemples de répercussion, des faits qui doivent être rattachés à un ordre tout différent. Ainsi, toutes les fois que chez un sujet atteint d'une maladie chronique de la peau, il survient un trouble un peu violent ou un peu durable, soit de la circulation et de l'innervation, comme dans la fièvre, soit de fonctions viscérales un peu importantes, comme dans diverses maladies aiguës ou chroniques, soit du tégument interne, soit de quelque organe particulier, tel que le poumon, l'estomac, l'intestin, etc., il y a diminution, suspension ou même suppression de la maladie de la peau, et alors on est disposé à regarder comme *cause* ce qui n'est réellement qu'un effet. En ce moment même nous avons dans nos salles trois femmes convalescentes de fièvre catarrhale grave ; chez toutes trois, la maladie générale a fait disparaître l'affection des téguments, qui consistait en un prurigo compliqué de gale chez l'une, et en un eczéma chronique des mains ou du col chez les deux autres. Evidemment chez ces trois malades on ne peut pas dire qu'il y ait eu répercussion.

La même chose a lieu, quoique moins évidente, dans beaucoup de cas où une affection viscérale chronique, la phthisie tuberculeuse, par exemple, paraît alterner dans sa marche avec une affection dartreuse. Celle-ci se suspend par le fait des exacerbations de la maladie interne, et se reproduit quand le trouble causé par ces exacerbations passagères s'est calmé.

Il n'en est pas moins vrai pourtant qu'il y a des circonstances où la maladie de la peau peut être regardée comme une sorte de mouvement critique et dépuratoire de l'économie ; bien plus, il est incontestable que des accidents graves et dus manifestement à une sorte de *répercussion*, peuvent survenir dans ces cas, lorsque l'action des réfrigérants ou des perturbateurs tend à faire brusquement disparaître les phénomènes d'excitation et d'exhalation qui s'opèrent à la surface du corps. Reste à savoir si l'explication qui se rattache aux théories humorales du dernier siècle est fondée, et, pour ma part, je ne le crois pas.

Mais au moins qu'il nous soit permis de dire que la *répercussion* proprement dite est un accident beaucoup plus rare que ne l'ont proclamé nos devanciers, et surtout qu'elle est beaucoup plus difficile à produire par l'emploi des remèdes topiques ou autres, qu'on ne pourrait le croire d'après le grand nombre d'observations publiées à ce sujet.

Nous reviendrons, d'ailleurs, sur toutes ces questions que nous ne faisons ici qu'indiquer.

En somme, et pour résumer en peu de mots ce court aperçu sur les généralités de la thérapeutique des maladies de la peau,

Nous rappellerons ici les deux propositions qui terminent la lecture académique que nous avons déjà eu l'occasion de citer plus haut :

1° Une méthode, un ordre, une classification systématique est indispensable à la connaissance approfondie de cette branche de la pathologie médicale ;

2° Là, comme ailleurs, l'empirisme doit être raisonné et soumis aux lumières d'une théorie fondée du reste sur l'observation ; il ne peut qu'à cette condition obtenir droit de domicile dans la science et devenir réellement utile à la pratique médicale.

Ajoutons, comme nous l'avons fait remarquer précédemment, que dans les cas même où la connaissance précise et approfondie des individualités morbides qui composent la pathologie cutanée spéciale, ne pourrait nous conduire à des indications thérapeutiques proprement dites, elle suffirait encore à nous donner la clef d'une foule de conseils et de renseignements utiles aux malades et sur lesquels il ne pourrait tirer aucune lumière du médecin qui ne se serait point livré à l'étude particulière des *maladies de la peau.*

Sans doute, cette étude présente des difficultés, et quoi que nous fassions, elle restera toujours, pour le plus grand nombre, superficielle et incomplète. Mais, d'un autre côté, n'est-ce donc pas déjà un bien suffisant dédommagement de vos labeurs et des nôtres, que ces connaissances spéciales que vous pouvez acquérir ici, en un petit nombre de leçons, sur les cas les plus usuels, sur ceux qui sont les plus communs dans la pratique, et que par conséquent il est le plus important de connaître, et de connaître d'une manière parfaite ?

Aussi, ce sont surtout ces cas vulgaires, ce sont surtout ces détails pratiques de tous les jours que nous nous efforcerons de vous rendre familiers. Croyez-le bien, Messieurs, même au milieu de l'atmosphère d'intrigues, de charlatanisme, de corruption et de dégradation de tout genre qui forme comme le vrai *pabulum vitæ* de notre société moderne, il y a encore quelques éléments de vie pour le savoir solide et consciencieux ; il y a surtout un grand fonds de bonheur et de consolation chez celui qui n'a rien négligé pour acquérir l'instruction suffisante à l'exercice irréprochable d'une profession aussi utile à l'humanité que la nôtre, aussi digne d'estime et de considération quand elle est consciencieusement et noblement exercée.

FIN.

9 782019 262310